UBER DIVERTIKEL
UND ANDERE URINTASCHEN DER WEIBLICHEN HARNRÖHRE

INAUGURAL-DISSERTATION

ZUR

ERLANGUNG DER DOKTORWÜRDE

DER

HOHEN MEDIZINISCHEN FAKULTÄT

DER

RUPRECHT-KARLS-UNIVERSITÄT IN HEIDELBERG

VORGELEGT

VON

MAX JARECKI

Springer-Verlag Berlin Heidelberg GmbH

1915

Gedruckt mit Genehmigung der medizinischen Fakultät
der Universität Heidelberg.

Referent: Dekan:
Professor Wilms **Professor Braus**

ISBN 978-3-662-22904-0   ISBN 978-3-662-24846-1 (eBook)
DOI 10.1007/978-3-662-24846-1

Meinen lieben Eltern.

Definition.

Unter einem **wahren Harnröhrendivertikel** hat man nach Analogie der bei anderen Hohlorganen beschriebenen wahren Divertikel eine umschriebene Erweiterung der Harnröhre zu verstehen, bei der **sämtliche** Schichten der Urethralwand vorgestülpt sind.

Falsche Divertikel dagegen sind umschriebene Erweiterungen der Harnröhre, bei welchen die Mucosa urethrae (gewöhnlich nebst Submucosa) vorgestülpt ist, während die Muscularis eine Kontinuitätstrennung aufweist.

Zeigt jedoch auch die Mucosa eine Kontinuitätstrennung, so darf man von Divertikel im eigentlichen Sinne nicht sprechen. Man bezeichnet die nach Kontinuitätstrennung sämtlicher Schichten der Urethralwand entstandenen, mit der Harnröhre kommunizierenden, blind endigenden Hohlgänge, die sich mit Urin füllen und vom Harnstrahl allmählich zu mehr oder weniger großen Höhlen ausgeweitet werden, am besten als **inkomplette Harnröhrenscheidenfisteln.**

Sämtliche drei erwähnten Bildungen bezeichne ich in Anlehnung an den Heyderschen[31]) Vorschlag als **Urintaschen**, ohne damit ein Urteil über ihre Entstehungsweise oder ihr anatomisches Gefüge abzugeben. Ich nenne also im folgenden „Urintaschen" sämtliche mit der Harnröhre kommunizierenden Hohlräume, gleichgültig ob es sich um wahres Divertikel, falsches Divertikel oder inkomplette Harnröhrenscheidenfistel handelt. Es ergibt sich demnach folgende Einteilung:

1. Wahre Harnröhrendivertikel
2. Falsche Harnröhrendivertikel } Urintaschen.
3. Inkomplette Harnröhrenscheidenfisteln

Ätiologie.

Wahre Divertikel in dem Sinne, daß von den betreffenden Autoren der Beweis erbracht wäre, die Wandung enthalte sämtliche Schichten der Harnröhre, sind bisher nicht beschrieben worden. Am chesten dürften kongenitale Divertikel, falls es solche gibt, in Gestalt eines wahren Divertikels auftreten. Jedoch kann man auch hier mit Recht behaupten: bei keinem der in der Literatur als kongenital bezeichneten Divertikel ist der vollgültige Beweis geglückt, daß es sich in der Tat um eine angeborene Deformität handelt. Auch dürfte der Beweis für die kongenitale Entstehung eines Divertikels mit Sicherheit gar nicht zu führen sein. Damit ist natürlich nicht gesagt, daß solche angeborenen Divertikel überhaupt nicht denkbar seien und Stöckel[61]) geht entschieden zu weit, wenn er die Behauptung aufstellt, alle Harnröhrendivertikel seien erworben. Kommen ja auch beim Manne angeborene Divertikel vor, die von Kaufmann[36]) entwicklungsgeschichtlich gut begründet sind, freilich nur im vorderen Teil der männlichen Harnröhre, für den es bei der weiblichen Urethra kein entwicklungsgeschichtliches Analogon gibt. Theorien über die Entstehung kongenitaler weiblicher Divertikel sind auch wiederholt aufgestellt worden. Josephson[34]) nimmt für den von ihm beschriebenen Fall eine kongenitale Entstehung durch Proliferation eines embryonalen Restes des Wolffschen Ganges an. Veit[64]) führt seine „Urethrocele" wegen des doppelten Ausführungsganges auf den Gartnerschen Gang zurück. In der Diskussion im Anschluß an die Sellheimsche[59]) Demonstration eines Harnröhrendivertikels, erwähnt v. Franqué (Gießen) eine bei Tourneux und Legay sowie bei Teller[63]) gebrachte Abbildung, aus der man ersieht, daß es beim Foetus von 10 cm ein Stadium gibt, in welchem die hintere Urethralwand nach der Vagina zu Divertikel aussendet. Fromme[23]) fand in dem einen seiner beiden Fälle bei der Operation einen in die Urintasche einmündenden überzähligen Ureter; doch wurden klinische Erscheinungen erst nach dem 1. Partus manifest. Jedenfalls glaubt Fromme, daß sein Befund die Veitsche Theorie unterstütze. Soviel über die kongenitalen Divertikel.

Ob in derselben Weise wie beim Manne wahre Divertikel als retrograde Erweiterungen hinter einer Harnröhrenverengerung auch bei der Frau vorkommen können, ist wegen der Seltenheit der Harnröhrenstrikturen beim Weibe bisher noch nicht entschieden.

Anhangsweise muß hier noch der totalen (diffusen) Erweiterungen der Harnröhre gedacht werden, die man nicht zu den Divertikeln (= umschriebenen Erweiterungen) rechnen darf. Die bisher beschriebenen Fälle von totaler Erweiterung der weiblichen Harnröhre wurden angeblich nach Coitus bei falscher Immissio penis oder als angeborene Anomalie beobachtet.

Falsche Divertikel entstehen nach Zerreißung oder Quetschung der Muscularis ohne Schädigung der Mucosa. Die Ursache für die Läsion der Muscularis ist wohl stets ein Geburtstrauma. Wir erleben ja mannigfachste Schädigungen des Harnapparates bei forcierter Geburt und unverhältnismäßiger Größe des kindlichen Schädels. Man stellt sich die Entstehung des falschen Harnröhrendivertikels so vor, daß durch das Aufdrängen des Kindskopfes gegen die Schamfuge zunächst eine Quetschung oder Kontinuitätstrennung der Muscularis urethrae stattfindet. Die geschädigten Muskelschichten geben dann dem in der Harnröhre herrschenden Druck nach und die Schleimhaut, gewöhnlich gemeinsam mit der Submucosa, wölbt sich gewissermaßen als Hernie zwischen den auseinanderweichenden Muskelfasern, die somit die Bruchpforte bilden, hervor. Man sollte demnach bei mikroskopischer Untersuchung der Auskleidung des falschen Divertikels Schleimhautepithel vorfinden. Diesen Befund wird man mit Sicherheit erheben können, wenn man Gelegenheit hat, die mikroskopische Untersuchung kurz nach Ablauf des oben geschilderten traumatischen Vorgangs anzustellen. Da dies jedoch in den meisten Fällen nicht geschieht, so können im Laufe der Zeit mannigfache Umbildungen in der Wand des Divertikels vor sich gehen. Besonders bei der häufig auftretenden Urinretention innerhalb derjenigen Divertikel, die nicht breit mit der Harnröhre kommunizieren, und den dadurch bedingten Zersetzungsvorgängen, die bis zur Eiteransammlung führen, kann sich die auskleidende Schleimhaut allmählich in eine Absceßmembran umwandeln. Auf der anderen Seite ist es unrichtig, ein Divertikel — ob wahres oder falsches — zu diagnostizieren, wenn man im Mikroskop als Wandauskleidung Schleimhautepithel feststellt. Fromme[23]) macht darauf aufmerksam, daß Vaginalcysten, die so breit, daß keine Sekretverhaltung stattfinden kann, mit der Scheide kommunizieren, ihr ursprüngliches Epithel durch Plattenepithel ersetzen. Analog ist es leicht denkbar, daß nach der Harnröhre perforierte Vaginalcysten, die, wie wir unten sehen werden, zur Gruppe der inkompletten Harnröhrenscheidenfisteln zu rechnen sind, sich allmählich mit Harnröhrenepithel auskleiden und den Anschein eines Divertikels erwecken. Daraus folgert, daß die Wandauskleidung der Urintaschen kein sicheres Kriterium für die Art ihrer Entstehung ist und daß es selbst bei mikroskopischer Untersuchung unmöglich sein wird, auf Grund derselben das Gebilde einer der obengenannten Gruppen zuzuweisen. Kommt nun dazu, daß alle Urintaschen, gleichgültig, welcher Ursache sie ihre Entstehung verdanken, klinisch die gleichen Symptome machen, so müssen wir eingestehen, daß eine genauere Diagnose stets nur vermutungsweise gestellt werden kann, und es wenig Wert hat, jeden in der Literatur beschriebenen Fall, wie es Hoffmann[32]) tut, peinlich daraufhin zu prüfen, welcher Gruppe von Urintaschen er zuzurechnen sei. Übrigens sind die gleichen Erwägungen auch für die bei Männern beobachteten Urintaschen angestellt worden [v. Haberer[29]), Denk[15])], mit der Schlußfolgerung, daß der histologische Bau der Schleimhaut keinen sicheren Anhaltspunkt für die Ätiologie darbiete.

Die Entstehung der inkompletten Harnröhrenscheidenfisteln ist in sehr vielen Fällen eine ähnliche wie die der falschen Divertikel. Der Unterschied besteht darin, daß die Quetschung nicht nur die Muskelschichten betrifft, sondern auch die Mucosa in Mitleidenschaft zieht.

Emmet[21]) stellt sich vor, der tiefer rückende Kopf dränge Mucosa und Submucosa sowie das umgebende Gewebe vor sich her; besonders der untere Teil der Harnröhre erleide durch die Quetschung zwischen Kopf und Beckenknochen der Länge nach Zerreißungen der Mucosa und Submucosa. (Bei Zerreißung des ganzen Gewebes bis zur Vaginalwand inkl. entstehen die häufigen kompletten Harnröhrenscheidenfisteln.) Immerhin scheint die Erklärung nicht ganz so einfach zu sein, denn Heyder[31]) fragt mit Recht, warum diese Zerreißungen an der Hinterwand und nicht, wie man annehmen sollte, an der Vorderwand der Harnröhre einträten. Außerdem kann er sich die Zerreißungen in der Längsrichtung nicht erklären, sondern hält eine Zerreißung in querer Richtung, wenn überhaupt der Vorgang so zustande käme, für wahrscheinlicher. Die weiteren Folgen nach Zerreißung der Urethralwand sind leichter verständlich. Der Urin strömt bei der Miktion durch den geschaffenen Spalt in die paraurethralen Bindegewebslücken. Durch den Druck des Urinstrahls bildet sich dann allmählich innerhalb des umgebenden Bindegewebes eine Höhle aus, die sich später entweder mit einer Absceßmembran auskleidet (bei Urinretention) oder nach Fromme[23]) (s. oben) von der Urethra aus Harnröhrenepithel erhält (bei breiter Kommunikation mit der Urethra).

Man kann sich auch vorstellen, daß inkomplette Harnröhrenscheidenfisteln erst sekundär aus kompletten, die sich nach der Vagina zu geschlossen haben, entstünden.

Ist man sich auch über die genauen Details der Pathogenese nicht einig, so steht doch fest, daß in der Mehrzahl der Fälle inkomplette Harnröhrenscheidenfisteln kurze Zeit nach Geburten, und zwar besonders nach schwierigen und lange dauernden beobachtet werden.

Aber es gibt noch andere Entstehungsmöglichkeiten für die inkompletten Harnröhrenscheidenfisteln.

So können die als Skeneschen Drüsen bezeichneten Anhangsgebilde der weiblichen Harnröhre nach Verschluß ihres Ausführungsganges vereitern und dann sekundär in die Urethra durchbrechen. Durch Eindringen von Harn entsteht dann die Urintasche.

Ebenso können Blutcysten, Vaginalcysten und (meist gonorrhoische) suburethrale Abscesse in die Harnröhre perforieren und durch nachträgliche Füllung mit Urin ebenso wie die nach Geburtstrauma entstandenen inkompletten Fisteln vom Urinstrahl zur Höhle ausgeweitet werden.

Auch für alle diese Fälle muß betont werden, daß der endgültige Durchbruch in die Harnröhre meist erst nach Geburtstrauma erfolgt.

Daß aus den höhergelegenen Harnwegen stammende Steine bei der Passage der Harnröhre Wandverletzungen verursachen und so die Bildung von Urintaschen begünstigen können, ist nicht von der Hand zu weisen, wird aber bestritten. Man glaubt vielmehr, daß die Steine sich in den Urintaschen selbst bilden, es sich also um sogenannte primäre (= in der Harnröhre entstandene) Steine handelt [Genaueres hierüber bei Quénu und Pasteau[49])].

Symptome.

Die klinischen Erscheinungen sind bei allen drei Formen von Urintaschen die gleichen. Die subjektiven Symptome können im Beginn der Krankheit so geringfügig sein, daß der Befund rein zufällig gelegentlich einer vaginalen Untersuchung erhoben wird. Oft tritt nur ein leichter Schmerz oder Unbehagen bei der Miktion auf. Zuweilen machen sich aber schon recht frühzeitig die besonders von den französischen Autoren beobachteten „nervösen Krisen" bemerkbar, die als heftige, nach der Unterbauchgegend, nach dem Mastdarm und nach dem Rücken ausstrahlende kolikartige Schmerzen beschrieben werden.

Suchen die Patientinnen den Arzt auf, so klagen sie meist schon über Inkontinenz. Besonders charakteristisch ist das Nachträufeln kurz nach beendeter Miktion, das schon Kolischer[39]) als pathognomonisch für Harnröhrenstriktur mit retrograder Dilatation beschrieben hat.

Der Urin selbst kann dabei ganz klar aussehen, zeigt aber häufiger, besonders bei Urinretention innerhalb der Tasche, katarrhalische Veränderungen, die von leichter Trübung bis zu makroskopisch sichtbarer Eiter-, mitunter auch leichter Blutbeimengung gehen können. Die letzten beim Urinieren entleerten Tropfen zeigen gewöhnlich die stärksten Eiterbeimengungen.

Die Begleiterscheinungen des Katarrhs sind Brennen und Schmerzen beim Urinieren, die Folgen der Inkontinenz Ekzem der Vulva und der benachbarten Teile der Oberschenkel.

Weiter klagen die Patientinnen über das unbestimmte Gefühl eines nach vorn und unten drängenden Tumors in der Scheide, der zuweilen selbst die Kohabitation erschwert. Einzelne haben den Tumor selbst durch Nachtasten gefühlt und pflegen ihn nach der Harnröhre zu auszudrücken, wonach sie vorübergehende Erleichterung verspüren. In seltenen Fällen wird er auch dem Auge sichtbar, indem er aus der Vulva hervortritt.

Bei der Vaginaluntersuchung findet man in der vorderen Scheidenwand einen meist im mittleren Drittel des Septum urethrovaginale sitzenden, rundlichen, fluktuierenden Tumor von Haselnuß-

bis Hühnereigröße, der von normaler Vaginalschleimhaut bedeckt ist. Er läßt sich meist durch Fingerdruck verkleinern, wobei aus der Harnröhre trüber bis eitriger Urin abfließt. Wiederholt man die Untersuchung öfter, so fällt die zu verschiedenen Zeiten wechselnde Größe des Tumors auf. Einzelne Untersucher wollen sogar die Öffnung gegen die Harnröhre palpiert haben.

In manchen Fällen ist es infolge der dauernden Stagnation zersetzten Urins zur Ablagerung von Harnsalzen bzw. Harnsteinen innerhalb der Urintasche gekommen, was sich durch Abfluß von Harngrieß bei vaginaler Expression verrät. Natürlich kann hierdurch das Krankheitsbild auch sonst wesentlich kompliziert werden, indem es beispielsweise zu plötzlicher Anurie durch Einklemmung eines aus der Urintasche in die Harnröhre getretenen Steins kommt. Genaueres über Steine in Urintaschen findet man in den Arbeiten von Quénu et Pasteau[49]) und Ludwig[43]).

Der Katheterismus ergibt gewöhnlich einen klaren Blasenurin ohne pathologische Beimengungen. Nur in den Fällen von gleichzeitiger Cystitis, einer durchaus nicht häufigen Komplikation, findet man zersetzten cystitischen Urin. Kontrolliert man bei der Katheter- oder noch besser bei Sondenuntersuchung von der Scheide, so fühlt man, wie die Sonde, am besten eine nach unten abgebogene Hohlsonde, mit ihrer Spitze in die Urintasche gelangt.

Die Untersuchung mittels Cystoskops wird nur unter besonders günstigen Bedingungen und speziell darauf gerichteter Aufmerksamkeit, wie in unserem Falle, zur Diagnose führen, denn gewöhnlich wird nur die Blase eingestellt, die meist normal ist.

Mit der Urethroskopie haben nur wenige Untersucher, unter anderen Burckhardt[9]), Erfolg gehabt. Meist gelingt die urethroskopische Besichtigung der Urintasche nicht.

Diagnose.

Wir sehen aus dem Vorhergehenden, daß die Diagnose der Urintaschen nicht in allen Fällen so leicht ist, wie gewöhnlich angegeben wird. Der in der Scheide fühlbare Tumor kann zu gewissen Zeiten verschwinden oder so klein werden, daß er dem Untersucher entgeht. Katheterismus, Cystoskopie und Urethroskopie werden häufig ein vollkommen negatives Ergebnis haben. Die Sondenuntersuchung wird auch nur dann, wenn man sehr sorgfältig vorgeht, die Erweiterung feststellen können.

Es ist daher nicht ausgeschlossen, daß die Urintaschen bei Frauen deshalb relativ selten in der Literatur beschrieben werden, weil sie oft falsch diagnostiziert werden. Auch Fromme[23]) glaubt, daß kleinere Urintaschen nicht selten sind und nur allzuoft übersehen werden, weil man sich mit der unbestimmten Diagnose: „Inkontinenz nach Geburt" begnügt.

Differentialdiagnose.

Das Auseinanderhalten der drei Formen von Urintaschen ist, wie bereits erwähnt wurde, in praxi so gut wie unmöglich. Was die Unterscheidung der Urintaschen von anderen Tumoren der vorderen Vaginalwand anlangt, so kämen eventuell folgende Krankheitszustände in Betracht.

Die Cystocele, gewöhnlich größer als die Urintasche, sitzt mehr zentralwärts. Fingerdruck entleert den Tumor nicht, sondern verursacht Harndrang. Entleerung bzw. Verkleinerung der Cystocele nach Katheterismus der Blase.

Prolaps der vorderen Vaginalwand ist reponierbar, zeigt keine Fluktuation und läßt auf Druck keine Flüssigkeit aus der Harnröhre austreten.

Cysten und Abscesse im Septum urethrovaginale, die nicht mit der Harnröhre kommunizieren, haben konstante Größe, geben auf Druck nicht nach und machen keine erheblichen Urinbeschwerden. Bei Abscessen findet man außerdem die typischen Entzündungserscheinungen.

Prognose.

Urintaschen können jahrelang, sogar jahrzehntelang, bestehen, ohne eine Tendenz zur Verschlimmerung aufzuweisen. Jedoch ist die Prognose quoad sanationem ohne Operation sehr ungünstig. Auch bei den stationären Fällen stellt die dauernde Inkontinenz ein äußerst peinliches und qualvolles Leiden dar und ist geeignet, bei den damit behafteten Patientinnen eine schwere Neurasthenie zu erzeugen. Die Hauptgefahr hingegen ist die, daß der Körper ständig einen infektiösen Herd birgt, von dem aus sich die Entzündung auf die höher gelegenen Harnwege fortpflanzen kann und so schwere Cystitis und Pyelitis drohen. Besonders gefährlich wird der Zustand, wenn die Patientin gravid wird, denn bei einem Partus kann die Geschwulst leicht zum Platzen kommen, und eine schwere Infektion die Folge sein. In solchen Fällen wird man daher besonders dringend zu einer Operation raten.

Therapie.

Nach dem übereinstimmenden Urteil der neueren Autoren hat nur eine operative Therapie dauernden Erfolg. Alle Berichte über Heilungen durch nicht operative Behandlung (Ausspülungen, Kauterisation mittels Endoskops, Instillation von Argentum-nitricum-Lösungen, manuelle Kompressionen) müssen mit großer Vorsicht aufgenommen werden.

Die primitivste Operation, nämlich die Schlitzung der Urintasche von der Scheide aus mittels Messers oder Thermokauters, hält

Heyder[31]) für vorteilhaft, wenn man den Herd, von dem aus eventuell eine eitrige Cystitis und Urethritis unterhalten wird, auf einfache Weise beseitigen will. Der Tumor wird auf seiner Höhe gespalten, der Inhalt entleert, die Wunde mittels Tamponade offen nachbehandelt. Die auf diese Weise entstehende Urethrovaginalfistel ist später nach Beseitigung der entzündlichen Vorgänge zu schließen.

Für empfehlenswerter hält Heyder[31]) die von Sänger angewandte Methode der Colporrhaphia anterior. Durch diese soll die Ausstülpung der Vaginalwand beseitigt und die auseinandergewichene Muskulatur der Harnröhre wieder zusammengezogen werden. Als hauptsächlichen Vorzug dieser Methode bezeichnet Heyder die Heilung in einer Sitzung, ferner die Vermeidung der Fistelbildung, da die Harnröhre bzw. Urintasche nicht eröffnet wird. Zu demselben Zwecke muß man es sorgfältig vermeiden, beim Nähen etwa die Urintasche oder die Harnröhre anzustechen. Von der Excision rät Heyder ab, weil auch hierbei die Gefahr der nachträglichen Fistelbildung bestände.

Dennoch ist man heute von der Colporrhaphia anterior wieder abgekommen, da zu häufig danach Rezidive beobachtet werden, und bezeichnet als beste Methode die Resektion der Urintasche, zumal diese Operation auch am meisten den anatomischen Verhältnissen angepaßt erscheint und am ehesten auf Dauerheilung hoffen läßt. Die Fistelbildung läßt sich meist vermeiden, wenn man dafür sorgt, daß Incisionsstellen der Vaginal- und der Urethralschleimhaut bzw. Urintaschenwandung nicht direkt übereinander liegen (vgl. die Operationsgeschichte unseres Falles). Der Gang der Operation ist etwa folgender: Übliche Vorbereitung durch Eingeben von Harndesinfizienzien, Spülungen der Blase, der Urintasche und der Vagina. Längsincision der vorderen Vaginalwand über dem Tumor, Längsincision der Wand der Urintasche parallel dazu in gewissem Abstand. Resektion eines entsprechenden Stücks der Urintasche, eventuell auch eines Stücks der Vaginalschleimhaut (zwecks Verkürzung der vorderen Vaginalwand). Naht in zwei Etagen. Nachbehandlung: Bedecken der Nahtstelle mit Jodoformgaze, leichte Gazetamponade der Scheide. Eventuell regelmäßiger Katheterismus während der ersten Tage.

Nomenklatur.

Bevor ich auf die in der Literatur vorhandenen Fälle näher eingehe, ist es notwendig, noch einiges über die gebräuchliche Nomenklatur zu erwähnen. Es herrscht nämlich auf diesem Gebiete eine große Verwirrung, da die einzelnen Autoren unter wahrem bzw. falschem Divertikel meist etwas durchaus Verschiedenes verstehen. Daß von vielen neben diesen Bezeichnungen noch die Synonyma Urethrocele und Pseudourethrocele gebraucht werden, trägt dazu bei, die Unsicherheit zu vergrößern. Ich hielt es daher für notwendig, zu Beginn der Arbeit eine genaue theoretische Definition zwecks Unterscheidung aller vorkommenden Formen von Urintaschen zu geben. Ich habe ferner die Bezeichnungen Urethrocele und Pseudourethrocele vermieden und statt dessen stets wahres und falsches Divertikel bzw. inkomplette Harnröhrenscheidenfistel benannt. Praktisch, das betone ich nochmals, ist die Unterscheidung durchaus zwecklos, da die drei Formen unter denselben klinischen Symptomen verlaufen und die Therapie dieselbe ist.

Ich habe mich in meiner Definition des wahren Divertikels Burckhardt[9]) angeschlossen, der die weitgehendste Forderung aufstellt, nämlich die: „daß bei einem wahren Divertikel an der Dilatation die Urethralwand in ihrer ganzen Dicke partizipieren muß und nicht nur einzelne Schichten derselben." Heyder[31]), Pompe van Meerdervoort[52]) und andere sprechen von wahrem Divertikel bzw. Urethrocele auch dann, wenn nur die Schleimhaut an der Dilatation beteiligt ist. Die französischen Autoren, wie Boursier[7]), Piedpremier[51]), werfen häufig diejenigen Gebilde, die wir als inkomplette Harnröhrenscheidenfisteln bezeichnet haben, zu den Divertikeln, während andere, wie Chéron[11]) und Duplay[19]) überhaupt auf eine genauere Definition verzichten und das klinische Bild in den Vordergrund stellen. Auch Routh[55]) wendet wiederholt die Bezeichnung Divertikel an unrichtiger Stelle an. Ich habe mich deshalb der Definition Burckhardts angeschlossen, weil diese der bei Divertikeln anderer Hohlorgane (z. B. Oesophagus) von den Pathologen gebrauchten Bezeichnung entspricht. Diese bezeichnen ebenfalls Vorstülpungen der intakten Schleimhaut durch die geschädigte Muskulatur hindurch als falsche Divertikel.

Die Bezeichnung inkomplette Harnröhrenscheidenfistel habe ich mangels eines kürzeren Ausdrucks von Hoffmann[32]) übernommen. Ich bezeichne aber im Gegensatz zu Hoffmann auch sämtliche außerhalb der Harnröhre entstandenen, erst sekundär von außen nach innen perforierten Cysten ebenso.

Eine übergeordnete Bezeichnung für alle drei Formen des Krankheitsbildes war notwendig. Ich habe hierfür den von Heyder[31]) vorgeschlagenen Ausdruck Urintasche gewählt.

Kasuistik.
1857. Foucher[22]).

27 jährige Frau klagt seit 4 Jahren über Schmerzen bei der Miktion.

Befund. Geschwulst der vorderen Vaginalwand 3—4 mm oberhalb des Orificium urethrae ext., die sich beim Zusammendrücken verkleinert, wobei Urin per urethram abfließt.

Der Katheter gelangt vor dem Orificium urethrae int. in eine große Höhle.

Therapie. Verkürzung der vorderen Vaginalwand durch Excision. Heilung.

1864. Simon[60]).

44jährige XI-Para leidet seit Jahren an Incontinentia urinae.

Befund. Fast hühnereigroßer dicker Wulst der vorderen Vaginalwand entsprechend dem Verlauf der Harnröhre.

3—4 mm hinter dem Orificium urethrae ext. gelangt der Finger bzw. Katheter in einen weiten, sich ohne Abgrenzung in die Blasenhöhle fortsetzenden Sack.

Die Ursache der Erweiterung sah Simon in den bedeutenden Varicositäten, die sich im Septum urethrovaginale vorfanden.

Besserung durch Durchschneidung, Unterbindung und Ätzung der Varicen.

Einer der wenigen Fälle, bei denen man mit einiger Wahrscheinlichkeit ein wahres Divertikel annehmen darf.

1869. Priestley[53]).

Junge Frau bemerkt im 8. Monat ihrer Schwangerschaft eine Geschwulst am Scheideneingang, klagt jetzt, 6 Monate nach der Entbindung, über unangenehme Sensationen und leichten Urindrang.

Befund. Halbhühnereigroßer Tumor der vorderen Vaginalwand, entsprechend dem oberen Teil der Harnröhre, der bei Druck verschwindet, wobei Eiter und Urin aus der Harnröhre abfließen. Kommunikation mit der Harnröhre durch Sondenuntersuchung festgestellt.

Therapie. Durch Einlegen eines Barnesschen Gummidilatators wird der Tumor komprimiert und seine Wiederfüllung verhindert.

Ein weiterer Fall von Priestley wird von Duplay 1880 veröffentlicht.

1873. Gilette[25]).

31jährige III-Para klagt über Brennen beim Wasserlassen und Harnträufeln.

Befund. Eiförmiger Tumor der vorderen Vaginalwand, der sich durch Druck verkleinern läßt, wobei Urin aus der Harnröhre fließt.

Sonde dringt in den Tumor.

Therapie. Verkürzung der vorderen Vaginalwand durch Excision eines dreieckigen Stückes. Heilung.

1875. L. Tait[62]).

Hühnereigroßer, schmerzhafter, harter Tumor bei einer Multipara, der aus der Vulva hervortritt und nicht reponibel ist. Auf Druck entleert sich ammoniakalische stinkende Flüssigkeit per urethram. Von der Harnröhre aus gelangt man mittels Sonde in den Tumor.

Therapie. Resektion der Urintasche. Heilung.

1878. Layton[40]).

49jährige Frau klagt über Menstruationsstörungen.

Befund. In der vorderen Vaginalwand sitzende Urintasche enthält einen 76 g schweren Phosphatstein, der zwei Tage nach der Untersuchung spontan in die Vagina perforiert.

1879. Gentile[24]).

40jährige Frau, die seit 2 Jahren an Harnbeschwerden leidet, bemerkt plötzlich das Eintreten eines Fremdkörpers aus der Blase in die Harnröhre. Es stellt sich Urinretention ein, die durch Sitzbäder beseitigt wird. Seitdem Schmerzen in der vorderen Scheidenwand, besonders beim Urinieren. Später verschwinden die Schmerzen, es bleibt aber das Gefühl eines Fremdkörpers in der Scheide.

Befund. Harter, rundlicher, nußgroßer Tumor der vorderen Vaginalwand. Crepitation bei Sondenuntersuchung. Urin enthält geringe Mengen von Albumen, Schleim und Eiter.

Diagnose. Harnröhrenstein in einer von der unteren Harnröhrenwand ausgehenden Urintasche mit schmaler Kommunikation zur Urethra.

Therapie. Entfernung des Steins durch Incision. Heilung.

Nach Ansicht Gentiles handelte es sich um einen aus der Blase stammenden (sogenannten sekundären) Stein in der Harnröhre. Er machte zunächst durch Einklemmung Dysurie, hierauf retrograde Harnröhrenerweiterung in Form einer Urintasche, in die der Stein hineinfiel, wodurch die Passage wieder frei wurde.

1880. Duplay[18]).

Patientin klagt über Schmerzanfälle („Krisen") nach der Harnentleerung und bemerkt eine Geschwulst in der Scheide, die sich nach den Anfällen verkleinert.

Befund. Fluktuierender Tumor der vorderen Vaginalwand, der mit der Harnröhre kommuniziert und der Lage ihrer vorderen Hälfte aufsitzt.

Therapie. Extraktion der Urintasche. Heilung.

1880. Duplay[19]).

(Sammlung von 7 Fällen, darunter die bereits oben beschriebenen von Foucher 1857, Simon 1864, Priestley 1869, Gilette 1873, Tait 1875, ferner ein eigener und ein noch unveröffentlichter Fall von Priestley.)

a) Eigener Fall.

43jährige IV-Para (2. und 3. Partus mittels Zange) bemerkt vor 20 Jahren nach ihrem 2. Partus eine schmerzhafte Geschwulst in der Scheide. Seit 7 Jahren treten sehr schmerzhafte „Krisen" in unregelmäßigen Intervallen auf. Die Geschwulst vergrößert sich während der Krisen und wird kleiner in den Intervallen.

Befund. Nußgroßer rundlicher fluktuierender Tumor der vorderen Vaginalwand, der sich bei Druck verkleinert, wobei schleimig-eitriger Urin aus der Harnröhre fließt. Nach mehreren vergeblichen Versuchen gelangt man mit einer abgebogenen Sonde in das Innere des Tumors.

Therapie. Spaltung des Tumors mittels Thermokauters von der Scheide aus. Nach 3 Wochen Ätzung mit Arg. nitricum. Vollständige Heilung.

b) **Fall Priestley.**

Ältere II-Para klagt über Schmerzen in den Geschlechtsteilen, Beschwerden bei der Harnentleerung und häufigen Harndrang, der sich bis zum Tenesmus steigert.

Befund. Urin: trübe, alkalisch, enthält reichlich Eiweiß, mikroskopisch Schleim, Leukocyten, vereinzelte Eythrocyten.

Vaginaluntersuchung: Halbhühnereigroßer fluktuierender Tumor hinter dem Scheideneingang, der sich auf Druck nicht verkleinert. Sonde dringt nicht in den Tumor.

Plötzliche Besserung nach mehreren Tagen bei Abgang von reichlichen Mengen talgartiger Substanz mit dem Urin, wonach der Tumor sich verkleinert hat.

Nach Ansicht Priestleys besteht eine Tasche, die nicht nur mit der Harnröhre, sondern auch mit der Blase kommuniziert, da der talgartige Inhalt sich auch in die Blase entleeren läßt und erst später im Harn erscheint.

Jedenfalls handelt es sich um keine typische Urintasche, da kein Urininhalt nachgewiesen ist.

1880. Newman[44]) (3 Fälle).

Fall 1. 35jährige Frau (unregelmäßiges Leben, sexuelle Exzesse) wurde vor 3 Jahren wegen Cystitis behandelt. Besserung der Blasenschmerzen, aber dauernde Schmerzen in der Harnröhre.

Befund. Kleiner Tumor am Scheideneingang, in den man mittels Urethralsonde eindringen kann. Bei Druck auf den Tumor fließt Urin aus der Harnröhre. Urethroskopie zeigt gerötete, hypertrophische Schleimhaut mit blutenden Erosionen.

Therapie. Dilatation der Harnröhre. Tuschieren mit Arg. nitricum. Injektionen. Innerlich Diuretica. Patientin uriniert in Knieellenbogenlage und hebt dabei die Geschwulst an. Verkleinerung des Tumors. Heilung nach 2 Monaten. Kein Rezidiv.

Fall 2. Hysterische, seit 25 Jahren verheiratete Frau — ein Abort (mens. V) im ersten Jahr der Ehe — klagt über Schmerzen in der Harnröhre, Harnträufeln und häufige Urinentleerung in sakkadiertem Strahl.

Befund. Kleiner, hinter dem Orificium· urethrae ext. gelegener Tumor der vorderen Vaginalwand, der sich bei Druck verkleinert, wobei einige Tropfen Urin austreten. Mit der Sonde gelangt man in das Innere der Urintasche.

Therapie. Spülungen der Blase und Harnröhre mit heißem Wasser, Ätzung einiger im Innern der Urintasche gelegenen Erosionen mit Arg. nitricum mittels Endoskops. Das Resultat der Behandlung wird nicht mitgeteilt.

Fall 3. 51jährige Frau, die 3 Partus und 20 Aborte durchgemacht hat, klagt über leichte Inkontinenz bei Bewegungen, häufigen Urindrang, Ausfluß, Brennen beim Wasserlassen und Schmerzen in der Lendengegend.

Befund. Dammriß 2. Grades. Retrovertierter Uterus. Vaginalprolaps. Rectocele. Orificium urethrae ext. entzündlich gerötet. Daumengroße Urintasche, die bei urethroskopischer Untersuchung entzündete, hypertrophische und erodierte Schleimhaut aufweist und eitrigen Urin enthält.

Therapie. Einlegen eines Pessars, wonach die Schmerzen in der Lendengegend heftiger werden. Nach 4 Wochen keine Funktionsstörungen mehr. Tumor erheblich verkleinert.

Newman nimmt an, daß ein durch Ernährungsstörungen chemisch veränderter Urin eine Urethritis herbeiführe, wobei der Urin stoßweise und heftig entleert würde, eine wenig einleuchtende Theorie zur Erklärung der Pathogenese.

1883. Giraud[26]).

45jährige Multipara, die vor 2 Jahren einen Fußtritt gegen das Perineum erhalten hat, bemerkt seit 10 Monaten eine Geschwulst in der Scheide.

Befund. Eigroßer, rundlicher, hinter dem Orificium urethrae ext. gelegener Tumor. Mit der Sonde gelangt man in den Tumor und stößt dort gegen einen harten Körper, den man bereits bei der Palpation gefühlt hat.

Es handelt sich um eine mit 5 Steinen im Gesamtgewicht von 12,1 g gefüllte Urintasche.

Therapie. Nach Dilatation der Harnröhre Entfernung der facettierten, aus phosphorsaurem Kalk bestehenden Steine mittels Polypenzange. Besserung.

Giraud sieht die Ursache der Erkrankung in dem vor 2 Jahren empfangenen Fußtritt gegen den Unterleib und glaubt, daß dabei eine Zerreißung der Harnröhre stattgefunden hat. Es würde sich demnach hier um eine inkomplette Harnröhrenscheidenfistel handeln, in der sich infolge Stagnation des Urins Steine gebildet haben.

1884. Santesson[57]).

48jährige II-Para klagt seit dem letzten Partus über Schmerzen bei der Kohabitation und abwechselndes Auftreten von Harnverhaltung und Harnträufeln.

Befund. Von der hinteren Harnröhrenwand ausgehende Urintasche, die als Vorwölbung der vorderen Scheidenwand zu fühlen ist. Bei Druck fließt der Inhalt der Urintasche in die Blase zurück.

Therapie. Ätzungen mit Höllenstein und rauchender Salpetersäure. Besserung. Nach 3 Jahren Rezidiv. Excision eines elliptischen Stücks der vorderen Vaginalwand. Vollständige Kontinenz für 4 Jahre.

1885. Keith[37]).

VII-Para. Beginn des Leidens nach dem 3. Partus.

Befund. Tumor in der Vagina, der bei Druck blutigen, eitrigen Urin aus der Harnröhre austreten läßt. Beim Katheterismus fließt, während der Katheter noch in der Harnröhre ist, dicker Eiter ab.

Therapie. Naht eines alten Dammrisses 3. Grades brachte keine Besserung. Heilung nach Schlitzung des Tumors von der Scheide aus und sekundärer Naht.

1887. Chéron[11]) (4 Fälle).

Fall 1. 42jährige Frau bemerkt seit 2 Jahren eine Geschwulst in der Scheide und klagt seitdem über Harnträufeln und Schmerzen bei der Kohabitation.

Befund. Kleinapfelgroße Cyste der vorderen Vaginalwand. Bei der 2. Vorstellung der Patientin (4 Monate später) ist die Cyste verkleinert. Patientin klagt jetzt besonders über Nachträufeln nach der Miktion. Auf Druck entleert sich Urin aus der Harnröhre. Die Sondenuntersuchung zeigt die Kommunikation mit der Harnröhre.

Therapie. Incision. Tamponade mit Eisenchloridwatte. Heilung.

Chéron nimmt an, daß eine Vaginalcyste (genannt Kyste profond) zwischen 1. und 2. Vorstellung in die Harnröhre perforiert ist.

Fall 2 und 3 werden nur kurz erwähnt und ebenfalls als Cysten bezeichnet, die in die Harnröhre durchgebrochen sind, da die Patientinnen die rechtzeitige Operation versäumt haben.

Fall 4. 68jährige Frau (1 Partus vor 32 Jahren), die vor 4 Jahren an Nierenkoliken mit Abgang von Harnsand gelitten hat, klagt jetzt über heftige nadelstichartige Schmerzen in der Gegend des Blasenhalses.

Befund. 20 g schwerer Stein in einer mit der Harnröhre kommunizierenden Vaginalcyste.

Therapie. Zunächst wiederholte Dilatationen der Harnröhre. Dann Operation in Cocainlokalanästhesie. Der Platindraht einer galvanokaustischen Schlinge wird mit Hilfe eines Troicarts vom Urethralinnern aus durch die Tumorwand hindurch und per vaginam wieder herausgezogen. Hierauf Spaltung der unteren Wand des Tumors und der Harnröhre. Expression des Steins. Heilung.

1888. Piedpremier[51]).

(Sammlung von 18 Fällen, darunter die bereits oben beschriebenen von Foucher 1857, Simon 1864, Priestley 1869, Gilette 1873, Tait 1875, Gentile 1879, Duplay 1880, Duplay 1880, Priestley bei Duplay 1880, Newman Obs. I—III 1880, Giraud 1883, Santesson 1884; ferner die noch unveröffentlichten Fälle Chéron, Batuand, Duplay und ein eigener Fall. Fall 3 [Cusco] gehört nicht hierher.)

Fall Chéron. 36jährige Multipara, die vor 2 Jahren große Mengen roten Harnsands ausgeschieden hat, klagt seitdem über stechende Schmerzen in der Harnröhre und häufigen Urindrang.

Befund. Haselnußgroßer, etwas rechts von der Medianlinie gelegener, harter, annähernd runder Tumor in der Vagina. Mittels Katheters fühlt man einen Stein in einer Urintasche.

Therapie. Operative Entfernung des Steins.

Fall Batuand. Bei einer 33jährigen III-Para findet man gelegentlich einer gynäkologischen Untersuchung neben einem Scheidenvorfall und leichter Endometritis einen nußgroßen Tumor der vorderen Vaginalwand, der bei Druck Eiter aus der Harnröhre treten läßt. Mittels Sonde gelangt man etwa $1/2$ cm hinter dem Orificium urethrae ext. in eine Urintasche.

Therapie. Incision der ganzen unteren Urethralwand vom Orificium ext. bis zum Eingang in die Urintasche mittels Galvanokauters in Lokalanästhesie.

Fall Duplay. 27jährige I-Grav. bemerkt im 4. Monat ihrer Schwangerschaft eine Geschwulst, die bei heftigem Lachen aus der Scheide hervorkommt. 2 Monate nach dem Partus (Zwillinge) entleert sich aus dem Tumor plötzlich gelbliche Flüssigkeit.

Befund. Läßt man die Patientin husten, so erscheint ein unregelmäßig geformter, etwa eigroßer Tumor vor der Scheide, der offenbar in Zusammenhang mit der unteren Harnröhrenwand steht. Mittels abgebogener Sonde gelangt man in eine eitergefüllte Urintasche.

Therapie. Excision der Urintasche. Naht. Heilung.

Fall Piedpremier. 51jährige V-Para (letzter Partus sehr langdauernd) klagt über häufigen Urindrang und unfreiwilligen Harnabgang. Ein die Kohabitation behindernder Tumor wird angeblich schon seit 12 Jahren bemerkt. 4 Tage vor der Aufnahme weißlicher Ausfluß nach tags zuvor aufgetretenen heftigen Blasenschmerzen.

Befund. Gut haselnußgroßer fluktuierender, runder Tumor der vorderen Vaginalwand, der sich auf Druck etwas verkleinert, wobei

Eiter aus der Harnröhrenöffnung tritt Bei der digitalen Untersuchung der gedehnten Harnröhre fühlt man einen schlitzförmigen Spalt an der unteren Wand, der in eine Urintasche führt.

Therapie. Incision. Drainage.

1888. v. Antal[2]).

52jährige Frau klagt seit 2 Jahren über starke Schmerzen beim Urinieren und Harnträufeln. Gelegentlich schwerer körperlicher Anstrengung fällt ihr ein Stein aus der Vagina, 6 Wochen später ein zweiter.

Befund. Taubeneigroße, vor dem Orificium urethrae int. gelegene Eiterhöhle, nach der Vagina perforiert unter Ausbildung einer 2 cm langen, 1 cm breiten narbigen Fistel.

Therapie. Schlitzung von der Harnröhre, Naht von der Scheide aus. Heilung per primam.

In diesem Falle kam die Patientin erst zum Arzt, als sich bereits aus der Urintasche eine komplette Harnröhrenscheidenfistel gebildet hatte.

1888. Emmet[21]) (2 Fälle).

Fall 1. Bei einer 39jährigen Frau wird wegen eitriger Cystitis eine künstliche Blasenscheidenfistel angelegt; später erst entdeckt man eine Urintasche.

Therapie. Schluß der Blasenfistel. Spaltung des Septum urethrovaginale durch Längsschnitt bis zur Harnröhre. Sekundäre Naht. Heilung.

Fall 2. 64jährige Frau klagt seit ihrem letzten Partus vor 37 Jahren über Urinbeschwerden, die lange Zeit mit Morphium bekämpft werden. Schließlich findet man auch hier eine Urintasche.

Therapie. Excision des Sacks. Vernähung der Wundränder über einer in die Harnröhre gelegten Zinnsonde.

1888. Brinon[8]).

(8 Fälle, davon 2, 4 und 8 bei Piedpremier 1888 angeführt, ferner Keith 1885, Emmet 1888; 3 Fälle neu aus der Klinik von Lannelongue.)

Fall 1 wird von Brinon selbst als zweifelhaft erklärt.

Bei Fall 2 und 3 (betrifft Kinder von 9 und 10 Jahren) handelt es sich vermutlich ebenfalls nicht um Urintaschen, sondern um Prolapsus mucosae urethrae.

1890. Heyder[31]).

31jährige V-Para klagt über Schmerzen in der Harnröhre, besonders beim Stehen, Urindrang, Schmerzen beim Wasserlassen und Nachträufeln einige Minuten nach der Miktion. Beginn des Leidens vor 2½ Jahren, mehrere Monate nach dem 4. Partus.

Befund. Etwa taubeneigroßer Tumor der vorderen Vaginalwand,

der sich bis nahe an das vordere Scheidengewölbe erstreckt. Orificium urethrae ext. eng, bei Steiß-Rückenlage stark nach oben gerichtet.

Die Diagnose lautete zunächst: Cyste der vorderen Vaginalwand. Erst bei der zweiten Untersuchung wurde die fast 1 cm im Durchmesser haltende, scharfrandige, kommunizierende Öffnung gegen die Harnröhre entdeckt. Es fiel nämlich auf, daß die Geschwulst bedeutend kleiner geworden war. Bei Druck des tuschierenden Fingers verkleinerte sich der Tumor noch mehr, wobei mit Blut gemischter Urin aus der Harnröhre herausspritzte. Drückte man jetzt noch stärker, so gelangte man unter Vorstülpung des Septum urethrovaginale wie durch einen Bruchring in die Harnröhre. Mittels Metallkatheters drang man von der Harnröhre aus leicht in den Sack.

Therapie. Excision eines 10 cm langen, 5 cm breiten ovalen Stücks der Schleimhaut der vorderen Vaginalwand wie bei der Colporrhaphia anterior. Seidennaht. Jodoformgaze. Nachbehandlung: Katheterismus zweimal täglich 4 Tage lang. Danach spontane Urinentleerung. Später Stichkanalfistel, die mit Acidum nitricum fumans geätzt wird. Beschwerden vollkommen beseitigt.

1891. Routh[55]) (3 Fälle, 2 eigene und 1 Fall von Percy Boulton).

Fall 1 (Percy Boulton). 33jährige Multipara klagt über Beschwerden bei der Urinentleerung.

Befund. Kirschgroße Urintasche. Daneben besteht eine Endometritis cervicalis.

Therapie. Einführung von Blei-Wismuturethralstäbchen und innerliche Mittel ohne Erfolg. Wesentliche Besserung nach Excision der Urintasche per vaginam.

Anatomisch zeigt die excidierte Urintasche eine rauhe, fibröse, mit dem umgebenden Bindegewebe verwachsene Kapsel. Die Innenwand hat keine Epithelauskleidung und läßt trabekuläre Zeichnung erkennen.

Nach Ansicht Percy Boultons handelt es sich um eine infolge Geburtstrauma in die Harnröhre perforierte, später vereiterte Blutcyste.

Fall 2. 40jährige X-Para, die vor 14 Monaten eine schwere Geburt (Wendung) durchgemacht hat, klagt seit 4 Monaten über Schmerzen bei der Kohabitation und bemerkt eine schmerzhafte Geschwulst am Scheideneingang.

Befund. Kleinwalnußgroße Urintasche, die äußerst stinkenden, dünnflüssigen Eiter enthält und durch 2 Öffnungen mit der Harnröhre kommuniziert. Daneben besteht eine chronische Perimetritis.

Therapie. Excision der Urintasche, isolierte Naht der Urethra und Vagina. Dauerkatheter. Heilung bis auf stecknadelkopfgroße

Öffnung, die nicht geschlossen wird, da Patientin vollkommen beschwerdefrei ist.

Die excidierte Urintasche hat eine glatte, spiegelnde Oberfläche. Auf dem Durchschnitt erkennt man, daß sie hauptsächlich aus Bindegewebe besteht, an der Innenwand entzündliche Erscheinungen aufweist, keine Epithelauskleidung zeigt.

Fall 3. 27 jährige Primipara klagt seit ihrer Entbindung vor $2^1/_2$ Jahren über Brennen und Kitzeln beim Wasserlassen.

Befund. Schmerzhafte Geschwulst am Introitus vaginae. Man gelangt mit einem englischen Katheter Nr. 6 von der Harnröhre aus in den Tumor.

Therapie. Ätzung der Höhle nach Dilatation der Harnröhre gelingt nicht. Daher Operation. Teilweise Resektion der Urintasche. Es wird der Patientin angeraten, in Knie-Brustlage zu urinieren. Vollständige Heilung.

1892. Ozenne[48]) (3 Fälle).

Ozenne hat unter 2500 Patientinnen dreimal Urintaschen beobachtet. Ein Fall betraf eine 35 jährige Nullipara, während in einem zweiten Falle die Erkrankung offenbar die Folge eines Geburtstraumas war.

Ozenne empfiehlt als Operation die Resektion der Urintasche.

1892. Piaseski[50]).

65 jährige Frau, die 4 schwere Geburten durchgemacht hat, spürt seit ihrem letzten Partus vor 25 Jahren einen Fremdkörper in der Scheide. Häufiger schmerzhafter Urindrang in den letzten Jahren.

Befund. Nußgroße, knorpelharte, schmerzhafte Vorwölbung der vorderen Vaginalwand. Kommunikation mit der Harnröhre nicht nachweisbar. Eitriger Urin.

Therapie. Vaginale Incision und Extraktion eines pfeifenförmigen, aus reinen Phosphaten bestehenden Steins von der dreifachen Größe einer Haselnuß, der in einer Urintasche liegt. Fortlaufende Naht der Incisionswunde. Heilung per primam. Schrumpfung der Urintasche.

1893. Dubourg[16]).

Einer 53 jährigen Frau ist beim Urinieren ohne wesentliche Beschwerden ein an 2 Seiten facettierter, kleinmandelgroßer Stein abgegangen.

Befund und Therapie. Tumor der vorderen Vaginalwand mit einem Geschwür, in dessen Grunde ein Stein nachweisbar ist, der sofort extrahiert wird, worauf noch 3 haselnußgroße, facettierte Steine aus einer Höhle zwischen Vagina und Urethra folgen (Gesamtgewicht 15 g). Desinfektion der Höhle. Heilung.

Dubourg sieht die Steine als Produkt der Stagnation des Harns in einer bereits vorhandenen Urintasche an. Bei Erhebung des Befundes lag jedoch schon eine komplette Harnröhrenscheidenfistel vor.

1893. Nyhoff[46]).

Patientin, die eine Zangengeburt durchgemacht hat, klagt über Harnträufeln nach der Miktion.

Befund. Urintasche, die sich in Nußgröße in die Vagina vorwölbt.

Therapie. Eröffnung des Sacks. Resektion je eines Stücks der Vaginalwand und der Urethra. Tiefe und oberflächliche Naht.

Nyhoff warnt vor der Verwechslung mit Prolapsus mucosae urethrae.

1894. Duchamp[17]).

27 jährige II-Gravida (mens. IV) klagt über Schmerzen bei der Kohabitation und bemerkt eine allmählich größer werdende Geschwulst in der Scheide.

Befund. Nußgroßer, undeutlich fluktuierender Tumor der vorderen Vaginalwand. Führt man einen Katheter in die Harnröhre und drückt gleichzeitig auf den Tumor, so fließt reichlich Eiter ab.

Therapie. Incision von der Scheide aus. Entleerung des Eiters. Ausspülen der Urintasche. Jodoformtamponade.

Die Untersuchung des Eiters auf Gonokokken hatte ein negatives Resultat.

1894. Augagneur[3]) (3 Fälle).

Augagneur bezeichnet seine 3 Fälle als suburethrale Abscesse und nimmt eine Entstehung durch äußere Insulte (Kohabitation, Geburten) an. Gonorrhöe sei auszuschließen. Die Therapie bestand in Eröffnung der Abscesse von der Scheide aus.

1894. Condamin[12])

Fall von „Abcès sous-uréthral" ähnlich den Fällen Augagneurs.

1895. Green[28]).

29 jährige Nullipara klagt über Schmerzen bei der Urinentleerung und Weißfluß.

Befund. Nußgroßer, fluktuierender Tumor der vorderen Vaginalwand. Bei Druck eitriger Ausfluß aus der Harnröhre.

Therapie. Teilweise Resektion der Urintasche. Drainage. Vollständige Heilung.

1895. Boursier[7]).

44 jährige VII-Para klagt über starke Schmerzen beim Urinieren und reichlichen gelb-eitrigen Ausfluß. Beginn des Leidens 1 Jahr vor dem letzten Partus.

Befund. Kleiner, suburethraler Tumor, der 1,5 cm hinter dem

Orificium urethrae ext. halbkugelig in die Vagina vorspringt und auf Druck aus der Harnröhre Eiter entleert. Mit der Sonde gelangt man von der Urethra aus leicht in die Höhle.

Therapie. Exstirpation des Tumors von der Vagina aus. Catgutnaht in 2 Etagen.

Mikroskopische Untersuchung. Wand des Tumors: Urethralschleimhaut mit starken Entzündungserscheinungen.

1895. Hottinger[33]).

63jährige III-Para leidet seit ihrem letzten Partus an Vaginalprolaps. Vor 5 Jahren typische rechtsseitige Pyelitis mit anschließender chronischer Cystitis.

Befund. Gelegentlich einer Vaginaluntersuchung findet man entsprechend dem mittleren Harnröhrendrittel einen haselnußgroßen, schmerzhaften Tumor, den man fälschlich für Carcinom hält. Sondenuntersuchung ohne Befund.

Bei der Operation entdeckt man eine mit 2 kleinen, zusammen 1,5 g schweren Uratsteinen gefüllte Urintasche. Resektion derselben, anschließend Colporrhaphia anterior. Heilung.

Die nach der Operation vorgenommene Cystoskopie zeigt eine ausgesprochene Balkenblase mit leichten cystitischen Veränderungen.

Nach Ansicht Hottingers handelte es sich hier um zwei aus den oberen Harnwegen stammende Konkremente, die sich in einem durch den Vaginalprolaps schon vorgebildeten Divertikel fingen.

1895. Bock[6]).

48jährige IV-Para leidet seit ihrem letzten Partus vor 10 Jahren an Harnträufeln und leichtem Unbehagen nach der Harnentleerung. Seit 3 Jahren Auftreten von Harnsand im Urin.

Befund. Etwa kastaniengroßer Tumor in der Vagina, entsprechend dem mittleren Harnröhrendrittel, der auf Druck schleimig-eitrigen Urin und roten Harnsand aus der Urethra austreten läßt, während der Blasenurin normal ist. Sondenuntersuchung und Urethroskopie zeigen eine etwa 4 mm breite Kommunikation mit der Harnröhre. Entzündungserscheinungen infolge der Retention von Harnsand in der Tasche.

Therapie. Ätzungen mit 1proz. Argentum nitricum-Lösung. Urethralinjektionen. Da die vorgeschlagene Operation verweigert wird, empfiehlt man der Patientin, nach jeder Harnentleerung die Geschwulst manuell auszudrücken. Wesentliche Besserung.

Als Ursache für die Urintasche nimmt Bock eine Harnröhrenverletzung durch Geburtstrauma an.

1896. Lomer[42]).

Demonstration der Wandungen eines periurethralen mit der Harnröhre in Verbindung stehenden Abscesses.

Die betreffende Patientin hatte mehrmals leicht geboren. Sie klagte über Harnbeschwerden.

Bei der Untersuchung fand man eine Vorwölbung der vorderen Vaginalwand.

Der Tumor wurde in Lokalanästhesie herausgeschält.

Lomer nimmt an, daß eine ursprüngliche Cyste sich bei einer Geburt in die Harnröhre entleert habe.

1896. Routier[56]) (2 Fälle).

Fall 1. 37jährige Nullipara. Beginn des Leidens vor 25 Jahren mit Eintritt der Pubertät.

Befund. Teigige Geschwulst der vorderen Vaginalwand, die auf Druck stinkende, eitrige Flüssigkeit aus der Harnröhre entleert.

Therapie. Spaltung des Sacks, Curettage, Jodoformgazetamponade. Spontaner Verschluß. Heilung.

Fall 2. 27jährige Nullipara klagt über Leibschmerzen. Störungen der Harnentleerung sind nicht beobachtet worden.

Befund. Hühnereigroße Geschwulst von der Scheide aus palpabel.

Therapie. Excision des Sacks, Ätzung mit Chlorzink, Naht. Heilung.

Routier nimmt für beide Fälle eine kongenitale Entstehung an, was nicht bewiesen ist, wenn auch die hauptsächlichste Ätiologie der erworbenen Urintaschen, das Geburtstrauma, außer Betracht kommt.

1896. Quénu und Pasteau[49]).

(Sammlung von 9 Fällen, darunter die bereits oben beschriebenen von Layton 1878, Gentile 1879, Giraud 1883, Chéron nach Piedpremier 1888 zitiert, Chéron 1887, Piaseski 1892, Dubourg 1893, ferner folgende noch unveröffentlichte 2 Fälle.)

Fall Guyon. II-Para klagt über Schmerzen bei der Harnentleerung.

Befund. Harter, rundlicher, auf Druck schmerzhafter Tumor (Stein), unmittelbar hinter dem Introitus vaginae palpabel. Sondenuntersuchung ergebnislos.

Therapie. Bei der Incision von der Scheide aus findet man einen glatten, grauweißen, fast nußgroßen Stein in einer mit der Harnröhre kommunizierenden Tasche. Die Urintasche wird nicht excidiert. Naht. Heilung.

Fall Quénu. 52jährige VI-Para klagt seit ca. 5 Monaten über Harnbeschwerden und Fremdkörpergefühl in der Scheide.

Befund. Nußgroßer, harter, crepitierender Tumor der vorderen Vaginalwand. Mit dem Katheter, der ammoniakalischen Urin entleert, streift man einen harten, rauhen Körper.

Therapie. Vaginale Incision. Entleerung von 6 großen, facettierten und 12 kleinen, runden Steinen, die aus kohlensaurem und oxalsaurem

Kalk um einen organischen Kern bestehen. Excision der Urintasche. Isolierte Nähte der Urethra und Vagina.

Mikroskopische Untersuchung. Die Wand der Urintasche zeigt mehrschichtiges Epithel.

1897. Veit[64] (Demonstration).

Cyste im Septum urethrovaginale, die durch 2 Öffnungen mit der Urethra kommuniziert.

Mikroskopischer Befund. Wand der beiden kommunizierenden Kanäle Plattenepithel, Cystenwand stark entzündet, teilweise ebenfalls Plattenepithel.

Veit führt die Cyste wegen des doppelten Ausführungsganges auf den Gartnerschen Gang zurück.

1897. Josephson[34]).

34jährige III-Para klagt seit dem letzten Partus über Urinbeschwerden.

Befund. Cystischer, pflaumengroßer Tumor im Septum urethrovaginale, der durch eine feine Öffnung mit der Harnröhre kommuniziert.

Therapie. Ausschälung des Tumors. Heilung.

Mikroskopische Untersuchung. Die 2—6 mm dicke Wandung läßt 4 Schichten erkennen:

1. Epithel (sehr hohe Zellen).
2. Bindegewebe.
3. Glatte Muskulatur (2—3 Lagen).
4. Bindegewebe nebst quergestreifter Muskulatur.

Josephson hält den Tumor trotzdem nicht für ein wahres Divertikel, sondern für ein nach der Urethra perforiertes Cystadenom, gebildet durch Proliferation eines embryonalen Restes des Wolffschen Ganges.

1898. Duplay[20]).

29jährige I-Para bemerkt unmittelbar hinter dem Scheideneingang eine schmerzhafte Geschwulst; sie klagt über Urindrang und Nachträufeln.

Befund. Etwa nußgroßer, kugeliger Tumor der vorderen Vaginalwand von wechselnder Größe und Konsistenz. Bei Druck auf den Tumor eitriger Ausfluß aus der Harnröhre. Sonde dringt in den Tumor.

Therapie. Exstirpation der Urintasche, die scheinbar normale Schleimhaut als Wandung aufweist. Naht nach Excision eines kleinen Vaginalschleimhautbezirks beiderseits von der Incisionswunde. Heilung.

1900. Cathélin[10]).

17jährige Virgo, die sich vor 6 Monaten eine Haarnadel in die Urethra eingeführt hat, klagt seit 3 Monaten über Schmerzen und eitrigen Ausfluß am Ende des Urinierens.

Befund. 4 cm langer, 2 cm breiter, 1,4 cm dicker Stein an den beiden voraus eingeführten Enden der Haarnadel, der in einer Urintasche des Septum urethrovaginale liegt.

Therapie. Incision des Orificiums. Extraktion der Nadel mit Stein.

1901. Hoffmann[32]).

(Reichhaltige Kasuistik. Darunter die bereits erwähnten Fälle von Priestley 1869, Tait 1875, Piedpremier 1888, Chéron 1887, Duplay 1880, Brinon 1888, Emmet 1888, Keith 1885, Routh 1891, Heyder 1890, Ozenne 1892, Piaseski 1892, Bock 1895, Hottinger 1895, Augagneur, Condamin, Duchamp 1894, Routier 1896, Green 1895, Lomer 1896, Josephson 1897, Veit 1897, ferner Fall Cullen und ein eigener Fall. Bei Fall Coe handelt es sich um Prolapsus mucosae urethrae.)

28jährige V-Gravida (mens. IV). Beginn des Leidens im 6. Monat der 3. Gravidität. Patientin klagt über Urindrang, Brennen beim Urinieren, Nachträufeln des Harns und Druckgefühl in der vorderen Scheidenwand, das etwas nachläßt, wenn Patientin die Hervorwölbung durch manuellen Druck verkleinert, wobei sich aus der Harnröhre eitriger Urin entleert.

Befund. Taubeneigroßer, druckschmerzhafter, praller, fluktuierender Tumor der vorderen Vaginalwand. Der durch Katheter gewonnene Blasenurin ist trübe, eiweißhaltig und zeigt mikroskopisch zahlreiche rote und weiße Blutkörperchen, aber keine Zylinder.

Die Probepunktion des Tumors ergibt trübe urinöse Flüssigkeit.

Therapie. Operation: Incision von der Vagina aus. Die Kommunikation mit der Harnröhre wird nochmals durch Sondierung bestätigt. Hierauf Excision der Urintasche, ringförmige Anfrischung der Fistelöffnung, Schluß durch Seidennaht in 3 Etagen. Die Vaginalwand wird nach Resektion des überschüssigen Teils durch Catgutnähte vereinigt. Heilung bis auf weiterbestehende leichte Cystitis.

Mikroskopische Untersuchung. Inhalt der Urintasche: Streptokokkeneiter. Wand der Urintasche: Absceßmembran.

Fall Cullen[14]) (zit. nach Hoffmann).

Multipara. Das Leiden besteht schon längere Zeit.

Befund. Urintasche, die eitrigen Urin enthält und diesen von Zeit zu Zeit in die Harnröhre entleert.

Therapie. Excision des Sacks. Naht. Heilung.

Mikroskopische Untersuchung. Auskleidung der Urintasche: Harnröhrenepithel.

1901. Pompe van Meerdervoort[52]).

I-Para klagt über fortwährenden Harndrang und Harnträufeln nach der Blasenentleerung.

Befund. Taubeneigroßer, elastischer Tumor im Septum urethrovaginale, der bei Druck Urin aus der Harnröhre entleert. Ein an der unteren Harnröhrenwand entlang geführter Katheter dringt ca. 2 bis 3 cm vom Orificium entfernt in eine Urintasche und ist in dieser Stellung deutlich von der Scheide aus zu fühlen. Beim Zurückziehen des Katheters entleert sich trübe, sanguinolente, nach Urin riechende Flüssigkeit. Der Blasenurin selbst ist klar. Uterus retroflektiert. Adnexe frei.

Therapie. Zunächst Excision eines ovalen Lappens aus der vorderen Vaginalwand. Dann partielle Resektion der Urintasche auf einer in die Harnröhre eingeführten Metallsonde. Catgutnaht der Harnröhren, Seidennaht der Vaginalschleimhaut. Entfernung der Seidennähte nach 13 Tagen. 8 Wochen nach der Operation Aufrichtung des retroflektierten Uterus und Einlegen eines Hodgepessars, das gleichzeitig die Aufgabe hat, die Gegend der ehemaligen Urintasche zu stützen. Heilung bis auf häufigen Urindrang.

Mikroskopische Untersuchung. Die Wand der Urintasche weist sämtliche Schichten der Harnröhre auf. Die epitheliale Auskleidung zeigt eine Menge von Vertiefungen, die davon herrühren, daß drüsenförmige Schläuche sich in das umliegende Zellgewebe einsenken.

1901. Nicolich[45]).

60jährige VI-Para war vor 14 Jahren wegen eines nach der Harnröhre durchgebrochenen Abscesses der vorderen Vaginalwand in ärztlicher Behandlung. Vorgeschlagene Operation verweigert. In den letzten Jahren allmählich zunehmende Schmerzen in der Vagina, Ausbildung einer die Größe wechselnden Geschwulst der vorderen Scheidenwand. Urin trübe, einmal auch Blutharnen.

Befund. 2 cm hinter dem Orificium urethrae ext. taubeneigroßer, harter, sphärischer Tumor, von normaler Schleimhaut bedeckt, schmerzhaft auf Druck, wobei aus der Harnröhre einige Eitertropfen austreten. Sonde gelangt etwa 1 cm hinter dem Orificium urethrae ext. in eine Höhle, die offenbar einen Stein enthält.

Therapie. Exstirpation des Sacks nebst Stein. Catgutnaht. Heilung unter Bildung einer kleinen Urinfistel. Der Stein bestand aus phosphorsaurem Kalk mit Uratmantel und wog 2,5 g.

Nach Ansicht Nicolichs handelt es sich um einen primären Urethralstein, entstanden aus Niederschlägen der Harnsalze in einer nach Perforation eines Abscesses gebildeten Urintasche.

1906. Burckhardt[9]).

28jährige II-Para klagt seit dem letzten Partus vor $6^1/_2$ Monaten über schmerzhafte und häufige Harnentleerung und Harnträufeln beim Stehen.

Befund. Walnußgroßer Tumor der vorderen Vaginalwand links

von der Mittellinie, der bei Kompression aus der Harnröhre trüben, stinkenden Urin entleert. Katheterismus: Blasenurin klar.

Urethroskopie. Urethra auffallend weit und faltig. Ca. 2—3 cm hinter dem Orificium urethrae ext gleitet der Tubus in eine Urintasche, die eine blaurote, wulstige Schleimhaut aufweist. Diese unterscheidet sich deutlich von der Urethralschleimhaut, zeigt gelockerte Oberfläche und blutet bei Berührung mit Tampon.

1907. Kleinhans[38]).

30jährige III-Gravida (letzter Partus vor $4^1/_2$ Jahren) klagt über Ausfluß aus der Harnröhre seit einem Jahr.

Befund. Taubeneigroßer Prolaps der vorderen Vaginalwand, verursacht durch ein cystisches Gebilde von ca. 2 cm Durchmesser. Bei Druck auf den Tumor entleert sich aus der Harnröhre trüber Urin. Mit der Sonde gelangt man $^1/_2$ cm hinter dem Orificium urethrae ext. in eine dickwandige Tasche.

Therapie. Excision von der Vagina aus.

Mikroskopische Untersuchung. Die Wand besteht von außen nach innen aus Bindegewebe, glatter Muskulatur und Übergangsepithel. In der Wand typische Tuberkel.

1908. Sellheim[59]).

10 cm fassender, mit der Harnröhre in der Mitte ihrer unteren Wand durch eine bleistiftdicke Öffnung kommunizierender, Eiter enthaltender Sack.

Mikroskopische Untersuchung. Inhalt der Urintasche: Kurzstäbchen, Doppelkokken, kulturell Streptokokken. Wand der Urintasche: innen Absceßmembran, außen glatte Muskulatur.

1910. Albertin und Reynard[1]).

50jährige Frau, die früher an Nierenkoliken litt, klagt seit 2 Jahren über Beschwerden beim Urinieren und leichte Inkontinenz.

Befund. Harnröhrenstein in einer mit der Harnröhre in Verbindung stehenden suburethralen Tasche durch Sondenuntersuchung festgestellt. Vorbuchtung der vorderen Vaginalwand 2 bis 3 cm vom Orificium urethrae ext. entfernt.

Therapie. Incision von der Vagina aus, Extraktion des Steins. Naht. Dauerkatheter für 14 Tage. Danach spontane Urinentleerung. Heilung.

Verf. nimmt an, daß ein aus der Blase stammender Stein sich in einer Krypte der unteren Harnröhrenwand gefangen habe.

1911. Von Blommestein[5]).

Patientin klagt über Inkontinenz seit ihrer letzten Entbindung.

Befund. Tumor im vorderen Teil der Vaginalwand. Bei Druck

auf den Tumor entleert sich trüber Urin aus der Harnröhre, während der durch Katheter gewonnene Blasenurin klar ist.

Therapie. Operation.

Mikroskopische Untersuchung. Auskleidung mit Urethralschleimhaut.

v. Blommestein nimmt an, daß entweder Urethralschleimhaut in eine perforierte Absceßhöhle hereingewachsen sei oder ein durch Narbenzug entstandenes wahres Divertikel vorliege.

1913. Fromme[23]) (2 Fälle).

Fall 1. 37 jährige Frau, die vor 6 Jahren eine Zangengeburt durchgemacht hat, leidet seitdem an Incontinentia urinae. Vor 2 Jahren Incision einer Vaginalcyste, aus der sich reichlich Eiter entleert hat.

Befund. Starker Intertrigo der äußeren Genitalien. In der vorderen Scheidenwand hühnereigroße, prallgefüllte Cyste, die bei Druck keine Flüssigkeit aus der Harnröhre austreten läßt. Uterus und Adnexe normal. Cystoskopie: normaler Befund. Katheterismus: es gelingt nicht, mit Katheter aus der Harnröhre in die Cyste einzudringen.

Diagnose: Vereiterte Vaginalcyste.

Therapie. Incision. Entleerung stinkenden Eiters.

Bei der zweiten Untersuchung nach einigen Tagen gelingt es leicht, mit einem dünnen Katheter von der Harnröhre aus in die Cyste einzudringen. Patientin ist dauernd inkontinent.

Fall 2. 25 jährige I-Para klagt über Abgang stinkenden Eiters (angeblich aus der Scheide) seit dem Wochenbett vor einem Jahr.

Befund. Flache, prall elastische Geschwulst unter der vorderen Scheidenwand. Katheterismus: klarer Blasenurin. Auch nach Entleerung der Blase bleibt die Geschwulst palpabel. Bei nochmaligem Katheterismus gelangt man mit einem dünnen Katheter in die Höhle und es entleert sich eitriger, stinkender Urin (35 ccm). Cystoskopie: normaler Befund. Urethroskopische Besichtigung der Höhle gelingt nicht.

Therapie. Bei der in typischer Weise (Abpräparieren eines ovalären Stückes der vorderen Vaginalwand, Resektion der Urintasche, Vernähung von Harnröhre und Scheide) vorgenommenen Operation wird ein von hinten her in die Urintasche einmündender überzähliger Ureter entdeckt und vaginal in die Blase eingepflanzt.

Eigener Fall.

Patientin T., 21 Jahre, leidet, solange sie sich erinnern kann, an Harnträufeln. Dasselbe ist nicht kontinuierlich, sondern derart, daß die Pat. gelegentlich, besonders bei plötzlichen Bewegungen, bei Lachen, Husten usw. einen Abgang von Urin bemerkt. Besonders gern stellt sich dieser unwillkürliche Urinabgang ein, wenn die Pat. längere Zeit (länger als $1^1/_2$ Stunden) den Urin zurückgehalten hat. Manchmal tritt aber auch schon sehr bald nach dem Urinlassen das Abträufeln auf. Auch nachts wird die Pat. naß, besonders, wenn sie tief schläft. Sie wird immer erst wach, wenn der Urin schon abgegangen ist. Brennen beim Urinieren oder dergleichen, hat sie nicht. Die Periode ist immer regelmäßig und ohne erhebliche Beschwerden aufgetreten.

Die Pat. ist schon in der verschiedensten Weise behandelt worden mit Bädern, Elektrisieren, Strychnineinspritzungen, alles ohne Erfolg. Der Zustand wird ihr allmählich unerträglich.

Status praesens. Gut genährtes, gesund aussehendes Mädchen. An Herz und Lungen kein pathologischer Befund. Der Urin ist vollständig klar, zeigt keinerlei Eiter oder Blutbeimengungen und ist frei von Zucker und Eiweiß.

Lokalstatus. Virgo intacta. Das Orificum urethrae ext. zeigt keine Abweichung von der Norm, ist geschlossen, nicht entzündet.

Der Katheter passiert ohne irgendwelches Hindernis ganz leicht die Harnröhre und entleert aus der Blase etwa 200 ccm Urin. Man kann die Blase bequem füllen; wenn man mehr als 250 ccm injiziert, so entleert sich ein Teil dieser Flüssigkeit spontan, besonders wenn die Pat. aufsteht.

Cystoskopie. An der Blase kann man keine Veränderung entdecken. Die Schleimhaut ist von normaler Farbe, die Uretermündungen sind schlitzförmig geschlossen, nirgends ein pathologischer Befund. Speziell die Inspektion des Musculus sphincter vesicae ergibt, daß derselbe als ein vollständig glatter Ring sich dicht um den Schaft des Cystoskops herumlegt. Der Untersucher (Prof. Voelcker) glaubt schon vor einem vollständig negativen Befund zu stehen, als er plötzlich bemerkt, wie sich der Musc. sphincter vesicae erweitert, und zwar recht beträchtlich, so daß man das Cystoskop durch diesen erweiterten Sphincter zurückziehen kann und nun in eine Art von Vorblase kommt. Diese ist gut daumendick; man kann mit dem Cystoskop ihre Innenfläche überblicken, die mit glatter Schleimhaut ausgekleidet ist und ein trabekuläres Aussehen hat. Die Trabekeln verlaufen im wesentlichen in der Längsrichtung der Urethra. Man kann diese Vorblase nur einen kurzen Moment beobachten, dann fällt die Wand zusammen. Man kann aber sehr leicht die Erscheinung von neuem hervorrufen, wenn man die Pat. während des Cystoskopierens auffordert, Urin zu lassen; dann öffnet sich der Sphincter weit und die beschriebene Vorblase füllt sich mit dem Blaseninhalt, wird dadurch ausgedehnt und überblickbar. Es konnte keinem Zweifel unterliegen, daß diese Vorblase eine spindelförmige Erweiterung der Urethra war, welche ungefähr deren proximale $2/3$ einnahm. Davon konnte man sich auch sehr leicht überzeugen, wenn man einen Katheter mit kurz gekrümmtem Schnabel in die Harnröhre einführte. Man konnte den Schnabel innerhalb der Urethra ziemlich frei hin- und herbewegen, und ihn mit dem Finger unter der vorderen Scheidenwand tasten. Man fühlte auch deutlich, daß die vordere Vaginalwand entsprechend der Harnröhrenerweiterung vorgewölbt war, während der Uterus sich in normaler Lage befand.

Klinische Diagnose. Circumscripte spindelförmige Erweiterung der Urethra = wahres Harnröhrendivertikel. Schwäche des Musculus sphincter vesicae.

Es werden nun folgende Erwägungen angestellt.

Die Inkontinenz hat offenbar zwei Ursachen:

1. Besteht eine Schwäche des Harnblasensphincter (Sph. trigonalis, Kalischer) und die dafür eintretende glatte und quergestreifte Muskulatur der Harnröhre (Sphincter urogenitalis, Kalischer) ist nicht imstande, den Urin vollkommen zurückzuhalten. Diese Insuffizienz äußert sich in dem unwillkürlichen Urinabgang, wenn die Blase stark gefüllt ist, also längere Zeit nach der letzten Miktion.

2. Entleert sich das gefüllte Divertikel nach außen. Daher das Nachträufeln kurze Zeit nach beendeter Miktion.

Es galt also, beide Ursachen zu beseitigen und in diesem Sinne mußte der Operationsplan entworfen werden.

Aus Furcht vor entstehenden Fistelbildungen suchte man zunächst ohne Eröffnung der Harnwege auszukommen.

I. Operation. Chloroformnarkose. Steinschnittlage. Längsschnitt in die vordere Vaginalwand. Die Harnröhre wird frei präpariert und nach Art einer Lembertschen Darmnaht in einer Längsfalte durch Seidennähte gerafft, wobei durch Einlegen eines Katheters darauf geachtet wird, daß die Harnröhre die gehörige Weite behält. Am Blasenhals in der Gegend des Musc. sphincter vesicae wird die Harnröhre ringsum frei gemacht, ein Seidenfaden um sie herumgeführt und über dem Katheter geknotet, so daß die cystoskopisch beobachtete starke Erweiterung des Sphincters unmöglich gemacht wird.

Darüber Naht der vorderen Vaginalwand ohne Drainage. Diese Operation hat für einige Tage Erfolg. Die Pat. wird auch nachts nicht naß.

Es bildet sich aber am 5. Tage ein Absceß, weshalb nicht nur die Vaginalnähte, sondern auch die Raffnähte der Urethra und die Umschlingungsnaht des Sphincters entfernt werden müssen.

Heilung per secundam ohne Besserung des Zustandes.

II. Operation. Auf Grund von Beratungen mit einem anderen Chirurgen wird eine Colporrhaphia ant. ausgeführt (Excision eines ovalären Stücks aus der vorderen Scheidenwand, Catgutnaht, Heilung per primam). Der Plan dieser Operation geht von der Vorstellung aus, daß durch die Verengerung der vorderen Vaginalwand ein günstiger Druck auf die Harnröhrenerweiterung ausgeübt werden könne. Auch diese Operation hat keinen Erfolg.

III. Operation. Angeregt durch die Schoemakersche[58]) Operation der Incontinentia ani (Ersatz durch Muskelstreifen aus dem Glutaeus maximus), ferner durch den Goebellschen[27]) Vorschlag, bei Lähmung des Sphincter vesicae einen Ersatz aus dem Musc. pyramidalis zu schaffen, sowie durch die guten Erfahrungen Hackenbruchs[30]) mit Raffung des Blasenhalses auf suprapubischem Wege, wird bei der Pat. eine Hackenbruchsche Operation ausgeführt. Es wird mit einem suprapubischen medialen Längsschnitt der Blasenhals nach Möglichkeit frei präpariert, desgleichen die Urethra, soweit sie von oben her erreichbar ist und dann eine Längsfalte durch sechs Knopfnähte gerafft. Nach dieser Operation kann die Pat. überhaupt keinen Urin lassen. Als man den Katheter in die Blase einführt, findet man diese leer. Offenbar haben die den Blasenhals raffenden Nähte einen Druck auf beide Ureteren ausgeübt. Dafür spricht neben der Leerheit der Blase auch der Umstand, daß die Pat. in beiden Nierengegenden Schmerzen angibt. Es wird deshalb 4 Stunden nach der Operation die suprapubische Wunde wieder geöffnet, ein Katheter in die Blase eingeführt und nun zunächst die oberste Raffnaht der Blase entfernt. Danach wartet man 5 Minuten; es kommt aber noch kein Urin aus dem Katheter. Erst nach Entfernung der zweiten Naht kommt die Urinentleerung in Gang.

Die Pat. erholt sich von dieser Operation ganz gut, hat aber abermals keinen dauernden Erfolg. Etwa 14 Tage lang ist die Kontinenz der Blase besser als vorher dann stellen sich die alten Beschwerden wieder ein.

Trotz aller dieser Mißerfolge gibt man die Hoffnung, durch eine Operation die Inkontinenz zu beseitigen, nicht auf, zumal man bei erneuter cystoskopischer Untersuchung immer noch die beträchtliche spindelförmige Erweiterung der Urethra vorfindet. Man entschließt sich daher zur Beseitigung des Divertikels durch partielle Excision der Wand, indem man die Bedenken, welche früher von einer Eröffnung der Harnwege abgehalten haben, aufgibt.

Um die Fistelbildung nach Möglichkeit zu verhindern, wird die Operation so eingerichtet, daß die Naht der Urethral- und die Naht der Vaginalwunde nicht direkt übereinander zu liegen kommen.

IV. Operation. Längsschnitt in die vordere Vaginalwand etwas rechts von der Mitte, zurückpräparieren des Gewebes, so daß die Harnröhre freigelegt wird. Dann Längsincision der Harnröhre links von der Mitte in Ausdehnung von 2—3 cm. Wenn man jetzt die Harnröhrenwand mit feinen Häkchen auseinander hält, kann man sich deutlich davon überzeugen, daß die Harnröhre sehr stark erweitert ist. Der Sphincter vesicae dagegen, den man im oberen Teil liegen sieht, ist gut kontrahiert und hält dicht. Es wird dann aus der erweiterten Harnröhrenpartie ein entsprechendes Stück excidiert, wobei man 1. darauf achtet, daß der Defekt etwas links von der Mittellinie liegt und 2. daß die Harnröhre gerade die richtige Weite bekommt. Linearnaht mit feinen extramukösen Knopfnähten. Jetzt wird aus der linken Fascia lata femoris ein 4 mm breiter Fascienstreifen geschnitten (man wählt eine Stelle, wo die Fascie dünn ist), um den proximalen Teil der Harnröhre herumgelegt, so weit angezogen, daß er einen in die Harnröhre eingelegten Katheter eben umschließt und mit Catgutnähten passend fixiert. Darüber Naht der vorderen Vaginalwand. Heilung der Wunde per primam. Die Pat. wird während der ersten 8 Tage regelmäßig katheterisiert, worauf der Urin spontan entleert wird. Die Inkontinenz ist seitdem völlig geheilt.

Die Heilung hat schon über 2 Jahre Bestand.

Epikrise.

Über die Natur der bei unserer Patientin beschriebenen Urintasche kann kaum ein Zweifel obwalten. Wies schon das cystoskopische Bild der mit Schleimhaut ausgekleideten „Vorblase" auf ein wahres Divertikel hin, so wurde diese Vermutung zur Gewißheit, als man bei der Operation die circumscripte spindelförmige Erweiterung der Harnröhre vor Augen sah.

Bemerkenswert an unserem Falle ist erstens die Form des Divertikels, da sonst in der Literatur nur sackförmige Urintaschen beschrieben werden, zweitens der Umstand, daß es sich um eine Virgo intacta handelt, bei der die Inkontinenz seit frühester Jugend besteht. Natürlich denkt man hier im ersten Augenblick an eine kongenitale Entstehung. Wenn es auch, wie wir oben gesehen haben, an plausiblen, entwicklungsgeschichtlich begründeten Erklärungen für angeborene Harnröhrendivertikel nicht fehlt, sollte man dennoch mit großer Vorsicht an diese Möglichkeit herangehen, zumal in der ganzen Literatur ein ähnlicher Fall nicht beschrieben ist. Wir sind daher eher geneigt, in unserem Falle doch eine intra vitam entstandene Anomalie anzunehmen. Zu ihrer Erklärung muß ich etwas weit ausholen.

Ich erinnere daran, daß man bei der cystoskopischen Untersuchung erst durch das eigentümliche Phänomen der Sphincteröffnung und Füllung des Divertikels zur Diagnose gelangte. Es muß hier noch nachgetragen werden, daß man bei Beobachtung der Sphincteröffnung, wenn man die Patientin aufforderte, zu urinieren, das Bild der sich trichterförmig verjüngenden und ohne scharfe Grenze in die Harnröhre übergehenden Blase hatte. Diese Erscheinung erinnert an die den Urologen der älteren Schule geläufige Vorstellung des Zusammenhangs zwischen Harnblase und hinterer Harnröhre des Mannes und die geringe Bedeutung des Sphincter vesicae für den Abschluß der Harnblase, im Gegensatz zu dem sehr wesentlichen Sphincter urethrae membranaceae. Diese Ansicht, die von den Anhängern der Guyonschen Schule verbreitet wurde, die konsequenterweise eine Urethritis anterior und posterior, diese mit der Tendenz zum Weiterschreiten auf die höheren Harnwege, unterschieden, ist in späterer Zeit stark angegriffen worden. Auf Grund der Untersuchungen von Zeissl[66]), Rehfisch[54]) und anderen wurde die große Bedeutung des Sphincter vesicae betont. Der Sphincter urethrae membranaceae sollte nur die Funktion haben, die letzten, im hinteren Teil der Harnröhre zurückbleibenden Urinreste bei Beendigung der Miktion herauszuschleudern. In neuerer Zeit sind jedoch wiederum Gegenstimmen laut geworden. Vor allem wurde betont, daß die Muskulatur des Blasenhalses und der Harnröhre eine funktionelle Einheit bildeten, so daß beispielsweise bei völlig intaktem Sphincter vesicae eine Inkontinenz durch mangelhafte Funktion bzw. Fehlen (Hypospadie) des Sphincter urethrae zu beobachten sei [vgl. Teller[63]), S. 19].

Interessante Ergebnisse hatte die röntgenologische Untersuchung der maximal mit Kollargol gefüllten Blase. Oppenheim und Löw[47]) wollen auf diesem Wege bei männlichen Affen einen deutlichen trichterförmigen Übergang der Blase in die Harnröhre beobachtet haben. Die praktische Bedeutung dieser Beobachtung wurde dann von Leedham-Green[41]) bestritten, der vor allem darauf aufmerksam machte, daß derartig abnorme Füllungen für gewöhnlich beim Menschen nicht vorkämen, demnach diese Erscheinung nur experimentell zu erzeugen sei. Sind jedoch die Beobachtungen von Oppenheim und Löw überhaupt richtig und darf man die Ergebnisse dieses Tierversuchs auf den Menschen übertragen, so kann man meines Erachtens wohl annehmen, daß sich ähnliche Erscheinungen auch bei nicht so unmäßiger Füllung der Blase zeigen können, vielleicht nicht bei gut funktionierendem Schlußapparat, aber doch in den Fällen von anormaler Schwäche des Sphincter vesicae. Man kann sich dann recht gut vorstellen, daß der schwache Sphincter schon bei mäßiger Füllung der Blase nachgibt, jedoch der intakte Sphincter urethrae imstande ist, den Urin zurückzuhalten, so daß für eine gewisse Zeit eine Kommunikation zwischen Harnblase und hinterem Teil der Harnröhre entsteht, die dann jedenfalls auch den geschilderten trichterförmigen Übergang aufweisen dürfte. Leider sind die beschriebenen röntgenologischen Aufnahmen beim weiblichen Geschlecht bisher noch nicht wiederholt worden. Man kann sich aber sehr gut vorstellen, daß die Verhältnisse bei der Frau ähnlich liegen. Wissen wir ja auch durch die exakten anatomischen Untersuchungen Kalischers[35]), daß nicht nur die männliche Harnröhre einen eigenen, gut ausgebildeten Muskelapparat aufzuweisen hat, sondern daß der Sphincter urogenitalis, wie ihn Kalischer nennt, gerade beim Weibe eine sehr starke Entwicklung zeigt. Es ist deshalb ohne weiteres denkbar, daß bei Schwäche des Blasensphincters, aber funktionstüchtigem Harnröhrensphincter, sich bei einiger Füllung der Blase ein trichterförmiger Übergang in die Harnröhre bildet und der Urin infolge kompensierender Wirkung des Sphincter urogenitalis nicht abfließt. Nun ist es begreiflich, daß in diesem Falle ein ziemlich erheblicher Druck im hinteren Teil der Harnröhre herrschen muß und allmählich durch Dehnung der Wandschichten eine Dilatation in diesem Teil zustande kommen kann.

So ähnlich haben wir uns die Entstehung des Divertikels in unserem Falle auch gedacht. Wir nahmen an, daß bei der Patientin von Jugend an, wahrscheinlich angeboren, eine Schwäche des Sphincter vesicae bestand, so daß er bei starker Füllung der Blase (bekanntlich muten die Frauen sich in diesem Punkte mehr zu als die Männer) seinen Tonus aufgab, und sich Urin in den hinteren Teil der Harnröhre ergoß. Das Ausfließen wurde durch alsbald einsetzende Kontraktion der glatten Harnröhrenmuskulatur verhindert. Man kann sogar annehmen, daß es sich um einen rein reflektorisch eintretenden regelrechten Spasmus gehandelt habe, denn nach Courtade[13]) entsteht sehr häufig Urethralspasmus als Folge einer Pollakiurie bei Schwäche des Sphincter vesicae. Dieser so außerordentlich zweckmäßige Spasmus wurde nun offenbar noch von der Patientin durch Anspannung der willkürlichen Muskulatur, vor allem der beim Weibe gut ausgebildeten quergestreiften Muskulatur der Harnröhre unterstützt, so daß es ihr hierdurch möglich war, den Urin zurückzuhalten. Da die willkürliche Muskulatur für längere Zeit nicht spastisch kontrahiert werden kann, so ließ ihre Wirkung allmählich nach und der Urin floß langsam ab, wie wir es ja in der Anamnese von der Patientin gehört haben.

Es ist so nicht verwunderlich, daß sich hierbei allmählich im hinteren Teil der Harnröhre, der zeitweise unter hohem Druck stand, ein Divertikel ausbildete, ähnlich, wie wir retrostrikturale Erweiterung entstehen sehen. Wir nehmen also an, daß die Insuffizienz des Musc. sphincter vesicae das Primäre gewesen ist. War diese Ansicht richtig, so konnte nur eine operative Therapie, die neben dem Divertikel auch seine Ursache beseitigte, einen Dauererfolg haben.

Zum Schluß meiner Arbeit bleibt mir noch die angenehme Pflicht, Herrn Prof. Dr. Voelcker für seine Anregung und die liebenswürdige Überlassung der Krankengeschichte meinen besten Dank auszusprechen.

Literaturverzeichnis.

1. Albertin und Reynard, Province méd. **13**, 140. 1910.
2. v. Antal, Spezielle chirurgische Pathologie und Therapie der Harnröhre und Harnblase. Stuttgart 1888.
3. Augagneur, Province méd. 1894.
4. Bagot, Medical News **67**, 240. 1895.
5. von Blommestein, Ned. Tijdschr. v. Geneesk. **1**, 3. Ref. in Centralbl. f. Gynäkol. 1911. Nr. 25.
6. Bock, Arch. de Tocol. et de Gyn. 1895, S. 845.
7. Boursier, La méd. mod. 1895, Nr. 69, S. 563.
8. Brinon, Contribution à l'étude de l'uréthrocele vaginale. Thèse de Paris 1888. Ref. in Frommels Jahresbericht 1888.
9. Burckhardt, Im Handbuch der Urologie v. Frisch und Zuckerkandl. Wien 1906.
10. Cathelin, Bull. et Mém. de la Soc. anat. de Paris **2**, 671. 1900.
11. Chéron, Gaz. des hôp. 1887, S. 429, 440. Ferner bei Piedpremier 1888.
12. Condamin, Province méd. 1894.
13. Courtade, Comptes rendus de l'Association française d. Urologie **13**. 1909.
14. Cullen, Bull. of the Johns Hopkins Hospital Baltimore **5**, 45.
15. Denk, Zeitschr. f. Urologie **6**, 621. 1912.
16. Dubourg, Journ. méd. Bord. 1893.
17. Duchamp, Arch. de Tocol. et de Gyn. **21**, 797. 1894.
18. Duplay, Gaz. des hôp. 1880.
19. — Arch. générales de médecine 1880, S. 12.
20. — Arch. générales de médecine 1898, S. 745.
21. Emmet, Proc. of the Amer. Gyn. Soc. Amer. Journ. of obst. 1888, S. 1035; ferner New York med. Journ. 1888.
22. Foucher, Moniteur des hôpitaux 1857, Nr. 95.
23. Fromme, Zeitschr. f. Geburtsh. u. Gyn. **74**, 143. 1913.
24. Gentile, Il Morgagni **21**, 757. 1879. Zitiert nach Quénu et Pasteau.
25. Gilette, Union med. 1873; ferner Lancet 1876.
26. Giraud, Gaz. des hôp. 1883, S. 1155.
27. Goebell, Zeitschr. f. gynäkol. Urologie **2**, Nr. 4. 1910.
28. Green, New York med. Journ. 1895.
29. Haberern, Zeitschr. f. Urologie **5**, 734. 1911.
30. Hackenbruch, Medizinische Klinik **5**, Nr. 31. 1909.
31. Heyder, Archiv f. Gynäkol. **38**, 313. 1890.
32. Hoffmann, Beitrag zur Lehre von den Urethraldivertikeln beim Weibe. Inaug.-Diss. Leipzig 1901.
33. Hottinger, Centralbl. f. Harn- u. Sexualorgane **6**. 1895.
34. Josephson, Nordisk. med. arch. **30**, Nr. 23, S. 42. Autoreferat: Centralbl. f. Gynäkol. 1897.
35. Kalischer, Die Urogenitalmuskulatur des Dammes mit besonderer Berücksichtigung des Blasenverschlusses. Berlin 1900.
36. Kaufmann, Verletzungen und Krankheiten der männl. Harnröhre und des Penis. Deutsche Chirurgie Liefg. 50a. 1886.
37. Keith, Edinbourg Medical Journ. 1885.
38. Kleinhans, Prager med. Wochenschr. **32**, 327. 1907.
39. Kolischer, Centralbl. f. Gynäkologie 1900, S. 446.
40. Layton, New Orleans med. and surg. journal 1878—1879; zitiert nach Quénu et Pasteau 1896.
41. Leedham-Green, Centralbl. f. Harn- u. Sexualorgane 1906, S. 66 u. 453.

42. Lomer, Gynäkologische Gesellschaft zu Hamburg. Sitzung vom 4. 12. 1894. Ref. in Centralbl. f. Gynäkol. 20, 433. 1896.
43. Ludwig, Über Lithiasis der Harnwege beim weiblichen Geschlecht. Festschr. f. R. Chroback 1. Wien 1903.
44. Newman, Amer. Journ. obst. 1880; zitiert nach Piedpremier 1888.
45. Nicolich, Monatsber. f. Urologie 6, H. 6, 338. 1901.
46. Nyhoff, Ned. Tijdschr. f. Verl. en Gyn. 4. Jahrgang 3 u. 4. Ref. in Centralbl. f. Gynäkol. 1893.
47. Oppenheim und Löw, Centralbl. f. Harn- u. Sexualorgane 1906, S. 66 u. 453.
48. Ozenne, Bull. méd. 1892, Nr. 1. Ref. in Frommels Jahresbericht 1892.
49. Pasteau, Annales des mal. des organes génito-urinaires 1896, S. 289.
50. Piaseski, Nouvelles Arch. d. obstétr. et de gyn. 7, 236.
51. Piedpremier, Arch. générales d. méd. 1, 398 u. 564. 1888.
52. Pompe van Meerdervoort, Rev. de gyn. et de chir. abdominale 1901, Nr. 1, S. 31.
53. Priestley, Brit. med. Journ. 1869; ferner bei Duplay. 1880.
54. Rehfisch, Virchows Archiv 150. 1897.
55. Routh, Transact. of the obstetr. soc. of London 32. 1891, S. 69.
56. Routier, Annales des mal. des org. génito-urin. 14, Nr. 2, S. 189. 1896.
57. Santesson, Nordisk med. Archiv 16. 1884. Ref. in Schmidts Jahrbücher 203, T. 9 art. 479, S. 255; zitiert nach Routh 1891.
58. Schoemaker, Verhandl. d. deutsch. Gesellschaft f. Chirurgie 16. 4. 1909.
59. Sellheim, Demonstration. Mittelrh. Gesellsch. f. Geburtsh. u. Gyn., Sitzung vom 1. 2. 1908. Ref. in Monatsber. f. Geburtsh. u. Gynäkol. 27, 734.
60. Simon, Monatsschr. f. Geburtskunde 23, 245. 1864.
61. Stoeckel, Die Erkrankungen der weiblichen Harnorgane. Handb. der Gynäk. von Veit. Wiesbaden 1907.
62. Tait, Lancet 2, 625. 1875.
63. Teller, Zeitschr. f. Geburtsh. u. Gynäkol. 62, 4.
64. Veit, Verhandl. d. Deutsch. Gesellsch. f. Gyn. VII. Kongreß Leipzig 1897. Ref. in Centralbl. f. Gynäkol. 31, 782. 1897.
65. v. Winckel, Krankheiten der weiblichen Harnröhre im Handbuch der Chirurgie von Pitha-Billroth. 1885.
66. Zeissl, Archiv f. d. ges. Physiol. 53. 1893.

Lebenslauf.

Verfasser, Max Jarecki, wurde geboren am 22. September 1889 zu Posen als Sohn des Baumeisters Jacob Jarecki daselbst.

Nach Erlangung des Reifezeugnisses am Friedrich-Wilhelm-Gymnasium zu Posen, begann er seine Studien an der Ruprecht-Karls-Universität zu Heidelberg, wo er im Winter-Semester 1910/11 die ärztliche Vorprüfung bestand. Seine weiteren Studien betrieb er auf den Universitäten Breslau, Berlin und Heidelberg, und bestand dort das ärztliche Staatsexamen am 20. Juni 1913.

MIX
Papier aus verantwortungsvollen Quellen
Paper from responsible sources
FSC® C105338

If you have any concerns about our products,
you can contact us on
ProductSafety@springernature.com

In case Publisher is established outside the EU,
the EU authorized representative is:
**Springer Nature Customer Service Center GmbH
Europaplatz 3, 69115 Heidelberg, Germany**

Printed by Libri Plureos GmbH
in Hamburg, Germany